遵道敬医　健康生命

老年血管疾病丛书

漫话深静脉血栓

范 利 赵纪春 ⊙ 主审

汪 涛 ⊙ 主编

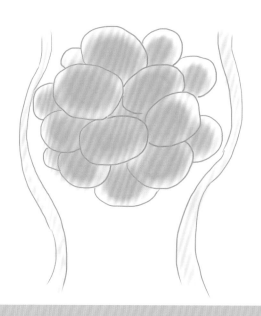

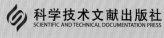
科学技术文献出版社
SCIENTIFIC AND TECHNICAL DOCUMENTATION PRESS
·北京·

图书在版编目（CIP）数据

漫话深静脉血栓 / 汪涛主编. —北京：科学技术文献出版社，2022.7
ISBN 978-7-5189-8960-7

Ⅰ.①漫… Ⅱ.①…汪 Ⅲ.①静脉疾病—血栓栓塞—防治 Ⅳ.① R543.6

中国版本图书馆 CIP 数据核字（2022）第 033961 号

漫话深静脉血栓

策划编辑：王黛君　责任编辑：吕海茹　责任校对：张吲哚　责任出版：张志平

出　版　者	科学技术文献出版社
地　　　址	北京市复兴路15号　邮编　100038
编　务　部	（010）58882938，58882087（传真）
发　行　部	（010）58882905，58882868
邮　购　部	（010）58882873
官 方 网 址	www.stdp.com.cn
发　行　者	科学技术文献出版社发行　全国各地新华书店经销
印　刷　者	北京地大彩印有限公司
版　　　次	2022 年 7 月第 1 版　2022 年 7 月第 1 次印刷
开　　　本	880×1230　1/32
字　　　数	81千
印　　　张	4.25
书　　　号	ISBN 978-7-5189-8960-7
定　　　价	52.80元

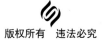

编委会

推荐序

　　深静脉血栓形成是血管外科的常见静脉疾病，指血液在深静脉腔内异常凝结阻塞静脉管腔，导致静脉回流障碍引起远端肢体肿胀、疼痛及浅静脉扩张等症状，严重者出现肺动脉栓塞，甚至危及生命。其发病比较突然，治疗周期长，患者往往需要多次住院，严重影响生活质量。

　　我国从 2000 年开始步入老龄化社会，目前已经进入快速发展阶段。根据 2020 年第七次人口普查数据显示，我国 65 岁及以上人口为 19 064 万人，占总人口的 13.50%。国际上通常把 65 岁以上人口占总人口的比重达到 7%，作为国家和地区进入老龄化的标准，把 65 岁以上人口占总人口的比重达到 14%，作为进入深度老龄化的标准。按此标准，我国基本上已进入深度老龄化阶段。伴随而来的是老年血管疾病发病率迅速上升，其致残率及死亡率都很高，严重影响老年人的生活和生存质量。

　　老年人由于身体功能的衰老，各部分的器官也慢慢出现衰竭，长时间卧床、活动少，下肢血液循环变缓，血液黏稠或血液循环不畅很容易导致深静脉血栓形成。因此，关注老年人血管健康，老年人血管疾病防治关口前移，显得尤为重要。因此，汪涛教授联合全国各地知名血管外科专家创作了《漫话深静脉血栓》

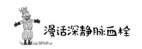

一书。《漫话深静脉血栓》一书，涵盖了 100 个来自"静脉深处"的问答，让你全面认识深静脉血栓形成。该书从病因、临床表现、常见并发症、诊断与治疗、物理预防与药物预防等角度，诠释了深静脉血栓形成诊治的最新观点以及临床诊疗经验。

本书图文并茂、生动活泼、科学实用性强，采用漫画与动画形式帮助广大读者理解枯燥的医学问题，颇具特色。希望读者在轻松愉悦的阅读体验中获得深静脉血栓形成的医学知识与防治技能，也有助于中青年医生和基层医生缩短学习曲线。很高兴看到这部由中国老年医学学会周围血管疾病管理分会牵头的科普书籍出版，它将为大众的血管健康保驾护航，具有积极的社会推广意义，特此加以作序。

中国老年医学学会会长

2022 年 6 月　于北京

前　言

　　静脉血栓形成是指血液非正常地在静脉血管内凝结，最常见的静脉血栓形成发生在下肢深静脉。静脉血栓形成有三大病因：血流缓慢、静脉壁损伤、高凝状态。下肢深静脉血栓形成急性期血栓脱落可能导致致死性肺动脉栓塞，慢性期则因血栓形成后反复静脉高压和淤血而影响患肢功能。肺动脉栓塞在急性心血管病的死因中排名第三，而下肢深静脉血栓形成的发生非常隐匿，由于可能引发突然的肺动脉栓塞而被称为"沉寂的杀手"。所以深静脉血栓形成若得不到有效预防和及时诊治，必然严重威胁人们的生活和生存质量，甚至危及生命。

　　目前，国家已经把医院内深静脉血栓形成防治体系建设在许多大型医学中心开展和落实，但一些基层医院及其医务人员对深静脉血栓形成的认知及诊疗手段仍存在局限性。人们日常生活习惯和人口结构老龄化等现实中也存在许多深静脉血栓形成的高危因素，如一些老年人长期卧床，人们活动越来越少，久坐、久站生活工作习惯，以及乘长途汽车、火车和飞机等过程中，都容易导致血流缓慢。因此日常生活中如何预防深静脉血栓形成，已成为大众尤其老年人等迫切需要了解的科普知识。

　　汪涛教授近年来在静脉疾病的临床诊疗及基础研究上颇有建

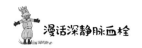

树，更难能可贵的是他意识到了疾病预防关口前移的重要性，并倾注了大量的精力耕耘医学科普事业。本书在内容设计上，采用了漫画与文字相结合的方式，用通俗易懂的语言阐释了复杂的医学问题，便于大众理解和掌握。同时，本书从深静脉血栓形成的认识、诊疗、筛查和预防等方面做了较为详实的阐述，对帮助基层临床医师解决诊疗过程中的常见问题也会大有裨益。

希望本书能够帮助大众了解深静脉血栓形成的预防等血管健康知识，并应用到日常生活中；同时也希望本书能帮助基层医务工作者向大众科普深静脉血栓形成的相关医学知识，助力健康中国建设。

中国老年医学学会周围血管疾病管理分会会长

2022 年 6 月　于成都

目　录

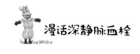

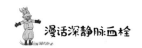

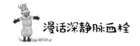

第一章
认识深静脉血栓形成

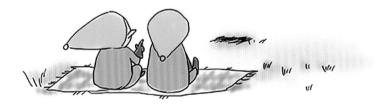

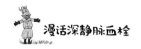

1.什么是深静脉血栓形成？

深静脉血栓形成（Deep venous thrombosis，DVT）是一种血栓性疾病，指血液在深静脉内不正常凝结引起的静脉回流障碍性疾病，多发生于下肢。血栓脱落后，经过腔静脉、右心房、右心室，到达肺动脉时可引起肺动脉栓塞（Pulmonary embolism，PE），两者合称为静脉血栓栓塞症（Venous thromboembolism，VTE）。

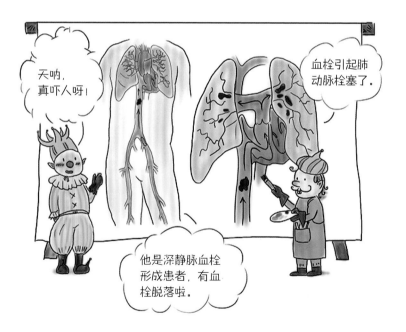

2.血栓是怎么形成的?

　　血液中存在着相互拮抗的凝血系统和抗凝血系统。在生理状态下,血液中的凝血因子不断地被激活,产生凝血酶,形成微量纤维蛋白,沉着于血管内膜上;同时这些微量的纤维蛋白又不断地被激活了的纤维蛋白溶解系统所溶解,被激活的凝血因子也不断地被单核吞噬细胞所吞噬。

　　上述凝血系统和纤维蛋白溶解系统的动态平衡,既保证了血液有潜在的可凝固性,又始终保证了血液的流体状态。

　　有时在某些能促进凝血过程的因素的作用下,上述动态平衡被打破,触发了凝血过程,血液便可在心血管腔内凝固,形成血栓。

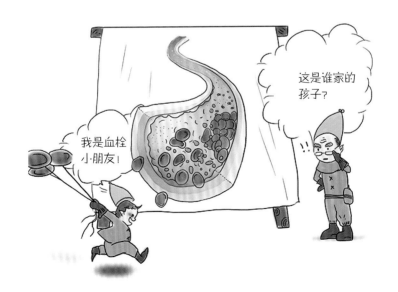

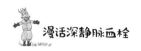
3.血栓由哪些物质组成？

血栓的主要构成物质为血小板、白细胞、红细胞和纤维蛋白，各种成分的比例因发生部位和原因不同而不同。

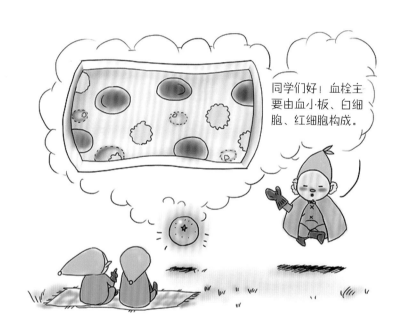

同学们好！血栓主要由血小板、白细胞、红细胞构成。

4.血栓的最终结局是什么？

小的血栓可被纤维蛋白溶酶完全溶解、吸收。较大的血栓不能被完全溶解，多数被周围肉芽组织所替代（机化）、形成血管再通（Reconalization）。在机化过程中少量血栓脱落成栓子，引起栓塞；部份血栓因钙盐沉积形成动、静脉石。

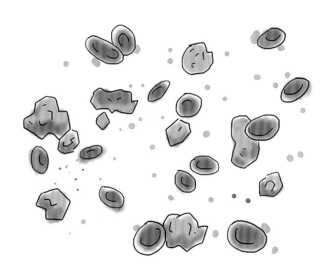

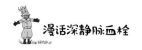

5.深静脉血栓形成的主要危害是什么？

深静脉血栓形成（DVT）的后果主要是肺动脉栓塞、股青肿和血栓后综合征（Post-thrombotic syndrome，PTS）。

DVT 在急性阶段不能得到及时诊断和处理，下肢深浅静脉广泛性血栓形成之后，患者会感到疼痛剧烈，可能数小时即出现患肢疼痛和明显肿胀、皮肤紫绀、水泡，可伴有动脉痉挛缺血，严重者可导致肢体严重缺血，甚至坏疽，坏疽需截肢治疗；一些血栓可能会脱落，造成肺动脉等栓塞，严重者可导致死亡。

而慢性期患者易发展为 PTS，常表现为下肢慢性静脉功能不全的临床表现，包括患肢的沉重、胀痛、静脉曲张、皮肤瘙痒、色素沉着、湿疹等，严重者出现下肢高度肿胀、脂性硬皮病、经久不愈的溃疡等，影响生活和工作能力。

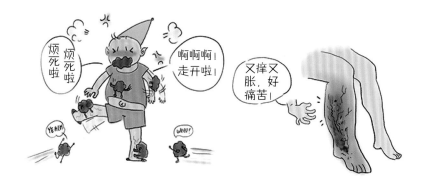

6.哪些深静脉血栓容易脱落?

　　深静脉血栓形成后有血栓脱落的风险,脱落风险与血栓形成的时间、部位以及是否有外力作用都有关。

　　(1)新鲜血栓最容易脱落。深静脉血栓形成后,从血管壁向血栓"长入"内皮细胞和纤维母细胞,随即形成"肉芽组织"。血小板(血液中的一种成分)产生的"血小板生长因子"可能有促使肉芽组织生长的作用。肉芽组织伸入后,逐渐取代血栓而发生"机化"。机化过程早在血栓形成后1～2天就已开始,较大的血栓在2周左右已经可以完成机化。机化的血栓会更牢固地

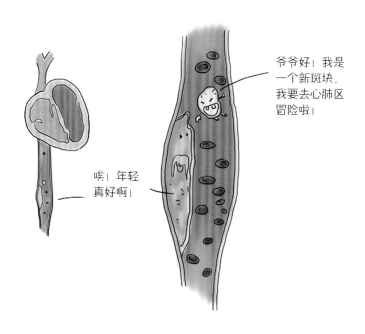

爷爷好!我是一个新斑块,我要去心肺区冒险啦!

唉!年轻真好啊!

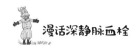

"粘"在血管壁上，脱落的危险大大降低。超声检查时，如果报告提示"血栓机化"，通常意味着血栓脱落的风险大大降低，基本可以"警报解除"。

（2）离心脏越近的深静脉血栓越容易脱落。而且血栓大，容易造成大面积肺动脉栓塞，后果更为严重。深静脉血栓一旦形成，即处于不断的演变过程中。由于深静脉血栓使静脉管腔狭窄或闭塞，血栓表面不断形成新的血栓，分别向近心端和远心端衍生，近心端血栓在早期与静脉管壁之间无粘连，血栓飘浮于管腔中，容易脱落，造成肺动脉栓塞。近心端血栓大，一旦脱落可导致大面积肺动脉栓塞，严重者引起患者突然死亡。

小腿深静脉血栓属于远心端血栓，脱落风险要小于大腿深静脉血栓，而且血栓较小，不易造成大面积肺动脉栓塞，因此，小腿深静脉血栓形成的患者一般不用卧床，可以适当活动。超声检查一旦发现大腿深静脉血栓漂浮于管腔中，这类患者要卧床，并立即给予相应的治疗。

另外，深静脉血栓形成后，患肢在外力作用下也容易血栓脱落，患肢活动、按摩患肢、挤压患肢都可能增加血栓脱落的风险。当然，不是所有的深静脉血栓都会脱落，而且，随着病程的延长，血栓脱落的风险逐渐下降。

7.深静脉血栓形成的三大特征是什么？

深静脉血栓形成（DVT）有三大特征：高发病率、高死亡率和高后遗症。

（1）高发病率：DVT 在人群中的平均年发病率为 0.15%。高加索人发病率最高；亚洲地区发病率低于欧美国家，据目前调查约为其 1/5。有统计资料表明：5% 的人一生中将罹患 DVT。DVT 也被公认为是当前现代医学中最难治疗而又可能威胁生命的一种常见疾病。

（2）高死亡率：有症状的 DVT 中约有 10% 并发症状性肺动脉栓塞，近端 DVT 未经治疗导致症状性肺动脉栓塞者高达

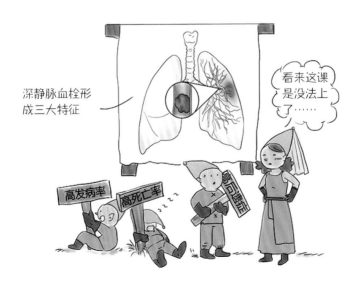

深静脉血栓形成三大特征

看来这课是没法上了……

高发病率　高死亡率　高后遗症

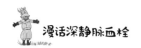

26%～50%；肺动脉栓塞中，10%为致死性肺梗死，23%在未确诊前已死亡。

（3）高后遗症：首次发作 DVT 两年后，血栓后综合征的发生率高达 20%～50%；首次发作肺动脉栓塞半年后，有 3.8% 发展为慢性血栓栓塞性肺动脉高压（CTEPH），且 10 年内静脉血栓栓塞症的复发率可高达 50%。

8.哪些人群易患深静脉血栓形成？

大手术后长期卧床或不活动者、中风患者、肾病综合征患者、恶性肿瘤患者、有长期口服激素或避孕药史者、妊娠孕妇、有下肢静脉曲张或以往有血栓形成的患者，容易患深静脉血栓形成（DVT）。其中，髋或膝关节置换手术、下肢骨折、严重创伤和急性脊柱损伤等患者，是下肢 DVT 的极高危人群。

年龄大者、有该病家族病史者、经常久坐且喜欢穿紧身衣者、炎热天气需久站且低纤维饮食者、肥胖者，也相对易患该病。

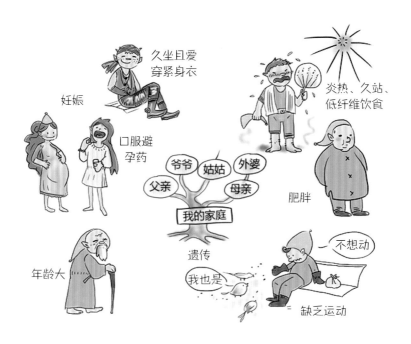

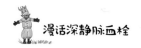

9.发生深静脉血栓形成的高危因素 有哪些?

年龄：深静脉血栓形成（DVT）可见于任何年龄者，但年龄越大，发病率也越高；通常将 40 岁以上患者视为高发人群。

制动：长期卧床、制动的患者因小腿肌肉泵的作用减弱，静脉血回流明显减慢，从而增加了 DVT 的发病风险。

静脉血栓史：有 23% ～ 26% 的急性 DVT 患者既往有过深静脉血栓病史，且这些新形成的血栓往往来自原来病变的静脉。研

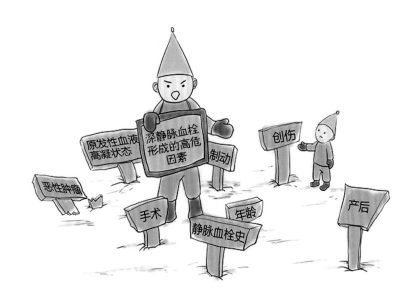

究发现，复发的 DVT 患者血液常呈高凝状态。

恶性肿瘤：恶性肿瘤能释放促凝物质，提高血液凝血因子的活性，所以恶性肿瘤患者有更高的 DVT 发生危险，肺癌是最易引发 DVT 的一种恶性肿瘤。

手术：围手术期的制动，术中、术后体内凝血、抗凝及溶栓系统的异常，以及静脉血管的损伤是手术患者 DVT 高发的主要因素。

创伤：创伤后血液处于高凝状态，而且创伤导致的下肢骨折、脊髓损伤、静脉血管损伤及需要手术治疗等，使创伤患者容易发生 DVT。

原发性血液高凝状态： 基因突变或遗传性抗凝物质缺陷的患者，血液往往处于高凝状态。在所有 DVT 患者中有 5% ~ 10% 是由原发性血液高凝引起的。

产后：妊娠时胎盘产生大量雌激素，足月时达最高峰，体内雌三醇的量可增加到非孕时的 1000 倍，雌激素可促进肝脏产生各种凝血因子，同时妊娠末期体内纤维蛋白原大量增加，会加重高凝状态，有可能导致 DVT 发生。

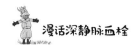

10.您知道深静脉血栓形成的三大病因吗？

深静脉血栓形成的三大病因：血流缓慢、血管损伤、血液高凝状态。

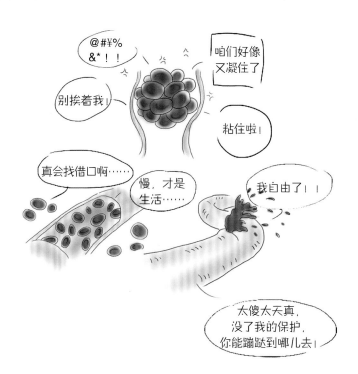

11.为什么手术中易发生深静脉血栓形成?

首先，手术中脊髓麻醉或全身麻醉会导致周围静脉扩张，静脉血流速度减慢，并且由于麻醉作用致使下肢肌肉完全麻痹、松弛，失去收缩功能而致血液滞缓；术后因切口疼痛等原因患者卧床时间较长，这些都是深静脉血栓形成（DVT）发生的主要原因。

其次，手术操作的各个切口都会损伤各种血管内皮，正常血管内膜是血小板聚集的生理屏障，当血管内膜损伤后，内膜下胶原纤维显露，使血小板附着并释放出组织活酶，激活内外凝血系统，易发生静脉血栓。

最后，各种大型手术引起的高凝状态，血小板黏聚能力增强；术后血清前纤维蛋白溶酶活化剂和纤维蛋白溶酶两者的抑制剂水平都有所升高，使纤维蛋白溶解减少，也是引起 DVT 发生的基本因素之一。

还有，止血剂的应用使血液处于高凝状态，静脉输注各种抗生素和高渗溶液导致的静脉壁损伤，也是 DVT 发生的原因。

几者互相影响，围手术期 DVT 发生的风险极高。

术后制动，疼痛卧床　　　　　　手术损伤血管内皮

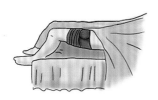
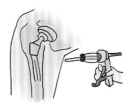

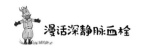

12.骨科医生应关注哪些深静脉血栓形成的危险因素?

（1）强危险因素：骨折（髋部或大腿），髋、膝关节置换术，大创伤，脊髓损伤。

（2）中等危险因素：膝关节镜手术、中心静脉导管、化疗、充血性心力衰竭或呼吸衰竭、激素替代治疗、恶性肿瘤、口服避孕药、卒中后遗症导致的肢体不便、分娩、既往深静脉血栓形成病史、易栓症。

（3）弱危险因素：卧床超过3天、长时间坐姿（乘火车或飞机等）、高龄、肥胖、妊娠、静脉曲张。

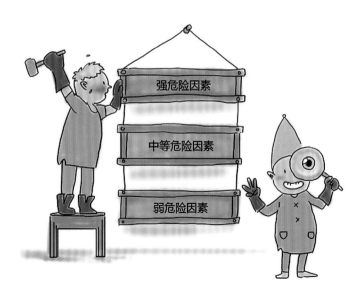

13.经外周静脉置入中心静脉导管后相关 深静脉血栓形成的发病率是多少?

经外周静脉置入中心静脉导管后相关深静脉血栓形成（PICC-DVT）发病率为 2% ~ 75%，因研究人群、检查方法及诊断阈值不同而有所差异。紧急救护患者该病发的病率较低（2% ~ 5%），但危重症及住院患者的该病的发病率较高（5% ~ 15%）。近期筛查性研究发现，75% 的装置可能发生 PICC-DVT，但多数为无症状性血栓。

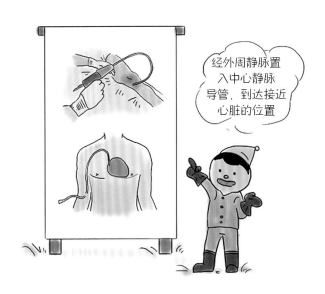

经外周静脉置入中心静脉导管，到达接近心脏的位置

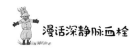

14.经外周静脉置入中心静脉导管后相关 深静脉血栓形成风险因素有哪些?

　　经外周静脉置入中心静脉导管后相关深静脉血栓形成（PICC-DVT）风险因素包括患者因素、医源因素与装置因素。既往发生静脉血栓、危重症、恶性肿瘤、外周静脉导管置入、PICC导管头端位置异常、内腔数量过多或PICC规格过大均是重要的风险因素。

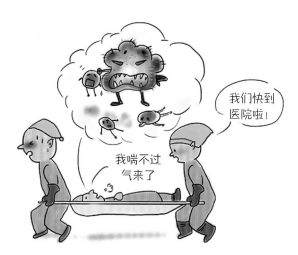

15.深静脉血栓形成的好发部位有哪些?

深静脉血栓形成（DVT）多数发生在下肢，上肢 DVT 仅占全部 DVT 的 1% ~ 4%；在下肢 DVT 中又以左侧多见，为右侧的 2 ~ 3 倍。

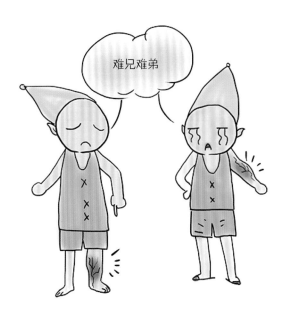

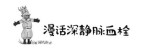

16.为什么深静脉血栓形成好发于下肢?

　　人体的血液从心脏出发,经动脉系统输送到全身,再通过静脉系统回流心脏。其中下肢血液所流经的路程是最长的,心脏泵的动力作用在下肢相对比较弱,而且由于重力作用,血液易在下肢深静脉中瘀滞。如果这个时候小腿肌肉又处于松弛状态,下肢深静脉相对就容易形成血栓了。

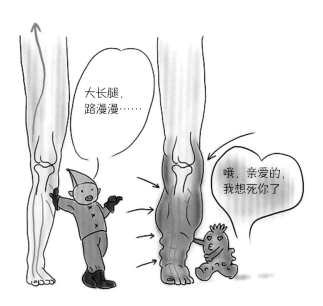

17.为何左下肢较右下肢更容易患深静脉血栓形成？

从解剖位置上看，右髂总动脉跨越左髂总静脉前方，左髂总静脉被夹在右髂总动脉和骶骨峡之间，容易受压，使左髂总静脉回流受阻，因此左下肢更容易发生深静脉血栓形成。左髂总静脉受压在医学上称为髂静脉压迫综合征（Cockett syndrome）。

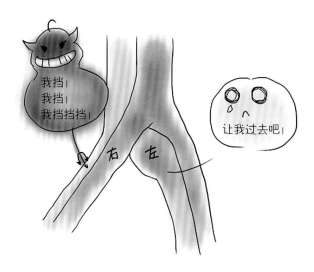

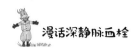
18.如何简单判断下肢深静脉血栓形成的上界?

深静脉血栓形成的上界可以根据下肢水肿水平来判断。一般小腿中部以下水肿,病变在腘静脉;膝以下水肿、疼痛,病变为股浅静脉;大腿中部以下水肿,病变为股静脉;臀部以下水肿,病变为髂总静脉;双侧下肢水肿,病变为下腔静脉。需要注意,下腔静脉血栓形成的双下肢水肿,常常是对称的,容易被忽略而导致误诊。

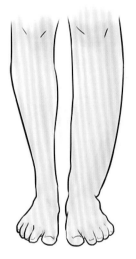

哇,好肿啊!

19.下肢深静脉血栓形成分几型?

根据疾病累及血管部位,下肢深静脉血栓形成(DVT)可划分为3种类型:中心型、周围型和混合型。

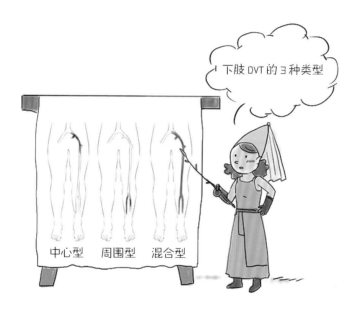

下肢 DVT 的 3 种类型

中心型　周围型　混合型

23

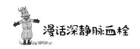

20.各型下肢深静脉血栓形成的特点是什么？

（1）周围型：也称小腿肌肉静脉丛血栓形成，因血栓局限，多数症状较轻。小栓子脱落可引起轻度肺动脉栓塞，临床上常被忽视。临床上主要表现为小腿疼痛和轻度肿胀，活动受限。主要体征为足背屈时牵拉腓肠肌引起疼痛（Homans 征阳性）及腓肠肌压疼（Neuhofs 征阳性）。

（2）中央型：也称髂股静脉血栓形成。左侧多见，表现为臀部以下肿胀，下肢、腹股沟及患侧腹壁浅静脉怒张，皮肤温度升高，深静脉走向压痛。栓子脱落可导致肺动脉栓塞，威胁患者生命。

（3）混合型：即全下肢深静脉及肌肉静脉丛内均有血栓形成。可以由中央型或周围型扩展而来，其临床表现不易与中央型鉴别。

各型下肢深静脉血栓的特点是啥？

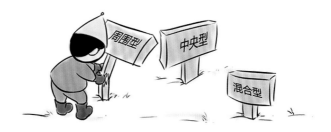

21.下肢深静脉血栓后综合征有哪些症状?

　　下肢深静脉血栓后综合征是指下肢深静脉血栓经过治疗后，症状虽有好转，但站立或活动后出现下肢肿胀、水肿，逐渐引起下肢浅静脉曲张，小腿皮肤色素沉着、硬化，甚至溃疡形成。其原因常与血栓机化导致的深静脉瓣膜关闭不全有关。

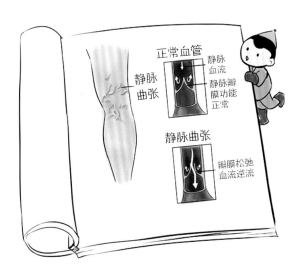

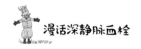

22.下肢深静脉血栓脱落后会怎样?

深静脉血栓形成后,若血栓脱落,其"漂流"路径是:下肢深静脉→下腔静脉→右心房→右心室→肺动脉。如上所述,血栓一旦移动到与它尺寸"匹配"的血管分支,就会堵在那里,可能是一处,也可能是多处,其中最常见的是引发肺动脉栓塞。

肺动脉一旦堵塞严重,除了导致血液无法通过,影响气体交换功能,还会引起右心负荷突然增加、心脏功能衰竭,严重者可引起突然死亡。最典型的悲剧是许多长期卧床、肢体不能活动或只能轻微活动的人,刚开始下床活动,站起后忽然"啊"地大喊一声,然后就倒下去,患者胸闷、气急、心跳加速,最后心跳、呼吸停止而死亡。

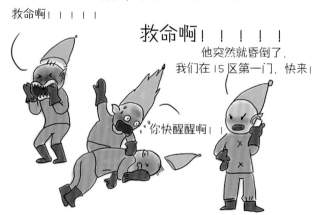

26

23.什么是上肢深静脉血栓形成？

上肢深静脉血栓形成是指累及静脉为锁骨下静脉、腋静脉与肱静脉的血栓。

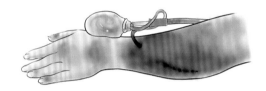

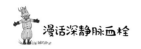

24.上肢深静脉血栓形成的主要
诱因是什么？

原发性上肢深静脉血栓形成（DVT）占上肢 DVT 的 20％～25％，多无诱因，但可伴易栓症、胸腔出口综合征。继发性上肢 DVT 占上肢 DVT 的 75％～80％，诱因多系置入中心静脉导管、起搏器或恶性肿瘤所致。

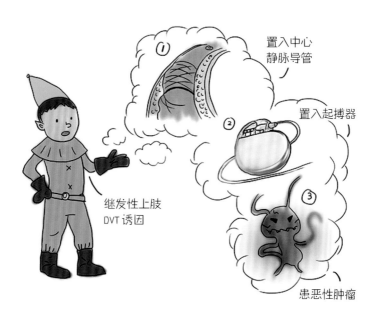

置入中心
静脉导管

置入起搏器

继发性上肢
DVT 诱因

患恶性肿瘤

25.上肢深静脉血栓形成的主要
症状是什么?

上肢深静脉血栓形成的症状主要为患肢水肿、疼痛或皮肤变色,可伴有侧支静脉(臂、颈、胸等部位)扩张。

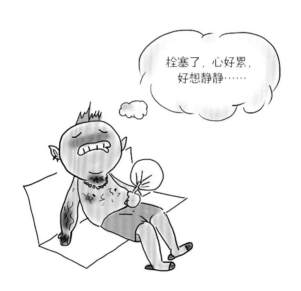

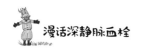

26.上肢深静脉血栓形成的主要后果是什么？

上肢深静脉血栓形成（DVT）的主要后果是并发肺动脉栓塞、产生后遗症、复发率高等。肺动脉栓塞并发症见于 1/3 的上肢 DVT 患者中。该病的后遗症为臂部血栓后综合征。该病 1 年、2 年、5 年的复发率分别为：2.0%、4.2%、7.7%。

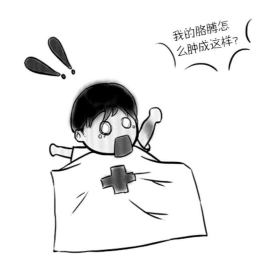

27.什么是妊娠期血栓栓塞症？

妊娠期血栓栓塞症是女性在妊娠期发生的下肢深静脉血栓形成（DVT）和肺动脉栓塞（PE），它是妊娠期和围产期死亡的重要致死因素之一。不论是先天性还是后天性静脉血栓栓塞症及其危险因素，均在流产、子宫内胎儿生长受限和先兆子痫等中起着重要作用。为了母亲和胎儿的安全，妊娠期女性应当有效预防、及早诊断和恰当治疗妊娠期下肢 DVT 和 PE。

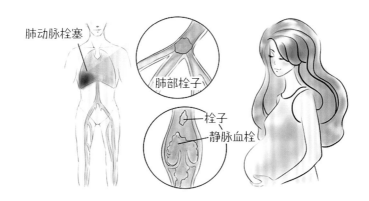

肺动脉栓塞

肺部栓子

栓子
静脉血栓

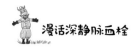
28.妊娠期血栓栓塞症的发生率是多少!

据报道,下肢深静脉血栓形成(DVT)和肺动脉栓塞占妊娠相关死亡的40%。妊娠期女性发生血栓的危险性比同龄女性高5倍。孕产期静脉血栓栓塞症发生率更高,DVT未经治疗者的肺动脉栓塞发生率和死亡率也相应增高。大部分的DVT发生在分娩前,其中一半发生在孕15周前。妊娠期肺动脉栓塞的原因主要为下肢或者盆腔的DVT。

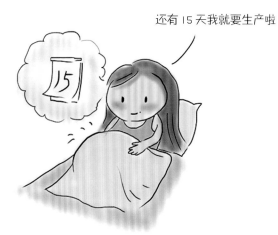

还有15天我就要生产啦

29.为什么妊娠分娩和哺乳期容易发生静脉血栓栓塞症？

妊娠分娩和哺乳期容易发生静脉血栓栓塞症的原因与以下危险因素有关：

（1）增大的子宫压迫静脉。

（2）雌激素和孕激素作用使血管张力下降，静脉血流动速度减慢。

（3）部分孕妇长期卧床，影响静脉血液回流。

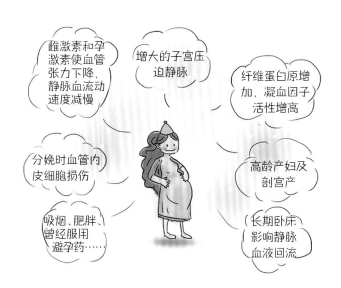

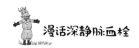

（4）妊娠期间纤维蛋白原增加，凝血因子活性增高，凝血抑制蛋白和纤溶活性下降。

（5）分娩时血管内皮细胞损伤。

（6）高龄产妇及剖宫产。

（7）吸烟、肥胖、曾经服用避孕药、产后服用大剂量雌激素回奶、下肢静脉功能不全等。

30.妊娠期静脉血栓栓塞症有哪些症状?

　　由于静脉血栓栓塞症表现为下肢肿胀和呼吸困难,有时与妊娠期的生理表现容易混淆,因此易产生漏诊。有研究发现,即使无任何症状、体征的妊娠女性,也可能有不同程度的深静脉血栓形成;有症状者表现为患肢肿胀、疼痛。如发生肺动脉栓塞,则可以出现呼吸困难,甚至低血压、休克、心衰、昏迷及猝死。

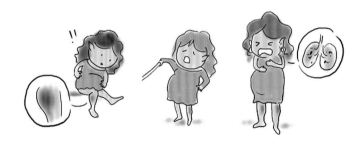

第二章
深静脉血栓形成的诊断、检查和治疗

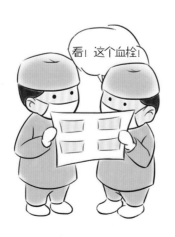

看！这个血栓！

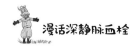

31.深静脉血栓形成的诊断方法有哪些?

深静脉血栓形成（DVT）的诊断方法主要包括临床症状、血浆 D- 二聚体测定、彩色多普勒超声检查、静脉 CT 成像、磁共振静脉成像、静脉造影等。

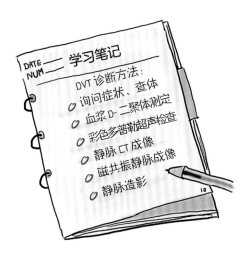

32.深静脉血栓形成有哪些临床症状?

患肢肿胀:是下肢深静脉血栓形成最常见的症状,患肢组织张力高,呈非凹陷性水肿。肿胀大多在起病后第 2 天、第 3 天最重,之后逐渐消退。

疼痛和压痛:压痛主要局限在静脉血栓产生炎症反应的部位,如股静脉行径或小腿处。小腿腓肠肌压痛又称 Neuhofs 征阳性。由于挤压小腿有使血栓脱落的危险,故检查时用力不宜过大。

浅静脉曲张:浅静脉曲张属于代偿性反应,在急性期一般不明显,是下肢深静脉血栓形成后遗症的一个表现。

股青肿:下肢深静脉血栓形成广泛累及肌肉内静脉丛时,由于髂股静脉及其侧支全部被血栓阻塞,组织张力极度增高,可致使下肢动脉痉挛、肢体缺血,甚至坏死。临床上表现为疼痛剧

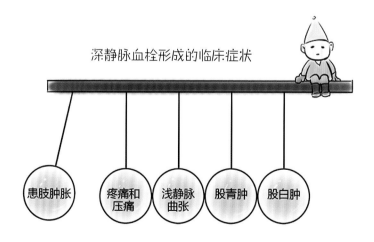

深静脉血栓形成的临床症状

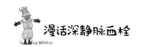

烈，患肢皮肤发亮，伴有水泡或血泡，皮色呈青紫色，称为疼痛性股青肿（Phlegmasia Cerulea Dolens）。股青肿常伴有动脉痉挛，下肢动脉搏动减弱或消失，皮温降低，进而发生高度循环障碍。患者全身反应强烈，伴有高热、神萎，易出现休克表现，以及下肢湿性坏疽。

股白肿：当下肢深静脉急性栓塞时，下肢水肿在数小时内达到最高程度，肿胀呈可凹性及高张力，阻塞主要发生在股静脉系统内；当合并感染时，刺激动脉持续痉挛，可见全肢体的肿胀、皮肤苍白及皮下网状的小静脉扩张，称为疼痛性股白肿（Phlegmasia Alba Dolens）。

股青肿和股白肿较少见，是一种紧急状况，需紧急手术取栓，方能挽救患肢。

33.深静脉血栓形成诊断需做哪些辅助检查?

（1）血浆D-二聚体（DD）测定：D-二聚体是代表凝血激活及继发性纤溶的特异性分子标志物，对于急性深静脉血栓形成的诊断，敏感性较高（＞99％），有重要参考价值。

深静脉血栓形成如何诊断?

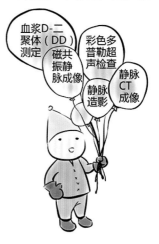

血浆D-二聚体（DD）测定　彩色多普勒超声检查　磁共振静脉成像　静脉造影　静脉CT成像

（2）彩色多普勒超声检查：敏感性、准确性均较高，是深静脉血栓形成诊断的首选方法，适用于对患者的筛选和监测。

（3）静脉CT成像：准确性较高，可同时检查腹部、盆腔和下肢深静脉情况。

（4）磁共振静脉成像：能准确显示髂、股、腘静脉血栓，但不能满意地显示小腿静脉血栓，无需使用造影剂。

（5）静脉造影：准确率高，不仅可以有效判断有无血栓，还可以判断血栓部位、范围、形成时间和侧支循环情况，而且常被用来鉴定其他方法的诊断价值。

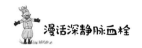

34.深静脉血栓形成的诊断流程是怎样的?

对于血栓发病因素明显、症状典型的深静脉血栓形成（DVT）疑似患者，首选超声检查。

当患者无明显血栓发生的诱因、症状和体征不典型、Wells评分为低度可能时，行血浆 D- 二聚体检测，阴性排除血栓，阳性者进一步超声检查。

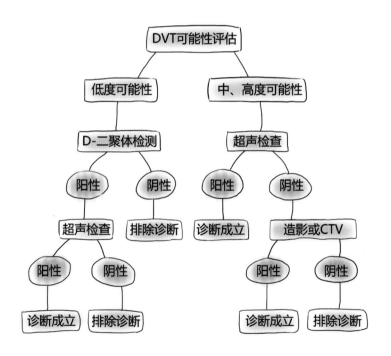

35.如何诊断经外周静脉置入中心静脉导管后相关深静脉血栓形成?

超声波检查在经外周静脉置入中心静脉导管后相关深静脉血栓形成(PICC-DVT)诊断中表现出良好的敏感性和特异性,也因此被推荐作为初始诊断检查。对于超声检查阴性或不确定的疑似患者,可选择静脉造影(Contrast venography)进行确诊。

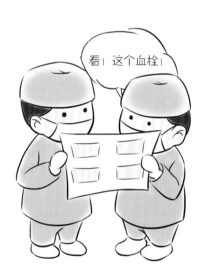

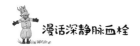

36.深静脉血栓形成应和哪些疾病鉴别?

深静脉血栓形成与以下病症易混淆，需仔细鉴别。

（1）下肢淋巴水肿：患者常有手术、感染、放射、寄生虫等损伤淋巴管的相关病史。

（2）下肢局部血肿：患者大多有外伤史，肿胀极少累及整个下肢，彩超检查有助于鉴别。

（3）腓肠肌撕裂损伤：多在外伤或剧烈活动后发病。

（4）全身性疾病：充血性心力衰竭、慢性肾功能不全、液体过多、贫血、低蛋白血症、盆腔恶性肿瘤可引起下肢水肿，但通常是双侧对称性的，且无浅静脉怒张和皮肤颜色改变。

37.对于深静脉血栓形成可能性较小的患者应采取什么方法排除?

对于深静脉血栓形成（DVT）可能性较小的患者，推荐通过 ELISA 法测定的 D- 二聚体水平来排除该病。但由于其特异性较差，妊娠、感染及肿瘤患者的血浆 D- 二聚体水平也会升高，所以血浆 D- 二聚体阳性并不能确诊 DVT，相反，血浆 D- 二聚体阴性却可以用来排除 DVT。

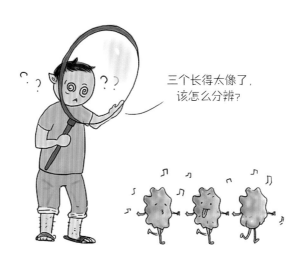

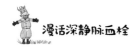

38.什么是血浆D-二聚体检测?

血浆 D- 二聚体是凝血酶激活及继发性纤溶的特异性分子标志物，即交联纤维蛋白降解产物。在急性静脉血栓栓塞症(VTE)患者中血浆 D- 二聚体明显升高，但多种非血栓因素也可致血浆 D- 二聚体升高，如感染、恶性肿瘤、手术及创伤等，故其用于 VTE 诊断的特异性不强。

临床上血浆 D- 二聚体常用的检测方法有酶联免疫吸附法(Enzyme linked immunosorbent assay，ELISA)、乳胶法、酶联免疫荧光法、全血检测等。D- 二聚体用于诊断深静脉血栓形成的灵敏度为82%～94%，特异度为44%～72%；诊断肺动脉栓塞的灵敏度为86%～97%，特异度为41%～70%。血浆 D-二聚体阴性可排除发生 VTE 的可能性，阳性对 VTE 的确诊价值不高，建议进一步行影像学检查后确诊。

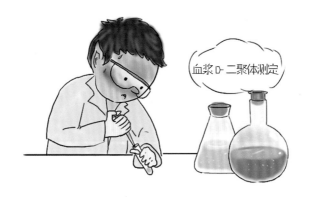

血浆 D-二聚体测定

39.彩色多普勒超声的优缺点是什么？

　　彩色多普勒超声的敏感性、准确性均较高，临床应用广泛，是深静脉血栓形成（DVT）诊断的首选方法，适用于筛查和监测。该检查对股腘静脉血栓形成诊断的准确率高（＞90%），对周围型小腿肌肉静脉丛血栓形成和中央型髂股静脉血栓形成诊断的准确率较低。在超声检查前，按照 DVT 诊断的临床特征评分，可将患有 DVT 的临床可能性分为高、中、低度。如连续两次超声检查均为阴性，对于低度可能的患者可以排除诊断，而对于高、中度可能的患者，建议作血管造影等影像学检查。

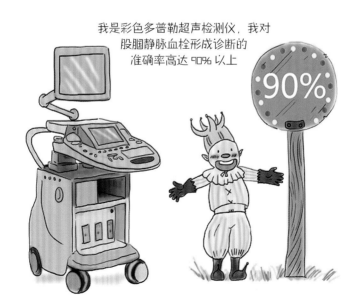

我是彩色多普勒超声检测仪，我对股腘静脉血栓形成诊断的准确率高达 90% 以上

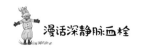

40.静脉造影的优缺点是什么？

静脉造影的准确率高，不仅可以有效判断有无血栓，还可以判断血栓部位、范围、形成时间和侧支循环情况，而且常被用来评估其他方法的诊断价值，目前仍是诊断下肢深静脉血栓形成的金标准。

缺点是有创、造影剂过敏、肾毒性以及造影剂本身对血管壁的损伤等。目前，临床上已逐步用超声检查来部分代替静脉造影。

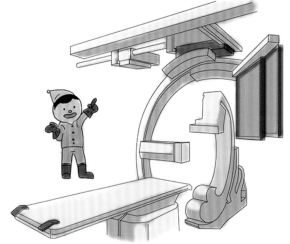

41.静脉CT成像的优缺点是什么？

一般经肘静脉注射造影剂后行螺旋 CT 扫描可清楚地显示靶血管形态。CTV（螺旋 CT 静脉三维成像）是一种静脉 CT 三维成像，无须置入导管但仍需注射造影剂，因此也存在静脉造影的绝大部分缺点。

CTV 可同时检查肺动脉和腹腔大静脉血栓情况，对于深静脉血栓形成（DVT）和肺动脉栓塞（PE）可同时进行诊断。

荟萃分析结果显示 CTV 的敏感度为 95.2%，特异度为 95.9%。建议 CTV 为确诊 DVT 或 PE 的可选影像学检查。

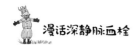
42.磁共振静脉成像的优缺点是什么？

　　磁共振静脉成像（MRI）能准确显示髂、股、腘静脉血栓，但不能很好地显示小腿静脉血栓。该检查无需使用造影剂，尤其适用于孕妇。但有固定金属植入物及心脏起搏器植入者，不可实施此项检查。

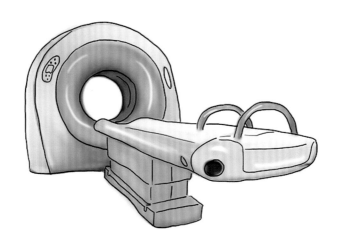

43.怎样知道自己是否属于血栓后综合征?

在下肢深静脉血栓形成（DVT）病史的基础上出现前文描述的 DVT 后遗症的临床表现，基本上就可以判断属于血栓后综合征，应到血管外科就医。

超声检查可以了解下肢深静脉的再通情况，以及瓣膜的返流情况。髂静脉位置深，加上肠道气体干扰，超声检查往往无法显示清楚。因此需要 CT 或数字减影血管成像技术（DSA）来了解髂静脉通畅情况。

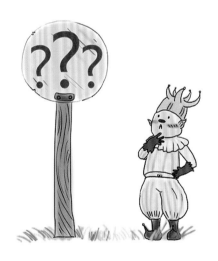

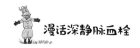

44.近端深静脉血栓形成患者通常怎样治疗?

近端深静脉血栓形成患者应至少抗凝治疗 3 个月,复发风险较高的孤立的远端深静脉血栓形成患者也应如此抗凝。对于复发风险低者,可给予 4 ~ 6 周抗凝治疗,甚至可予较低抗凝药物剂量,或可考虑静脉超声监测。对于慢性期患者,建议服用静脉活性药物,这类药具有抗炎、减少渗出、增加静脉血管张力、改善血液循环、保护血管壁等作用。

45.对于非癌近端深静脉血栓形成 患者应如何进行药物治疗？

非癌近端深静脉血栓形成患者，若无禁忌证，首选直接口服抗凝剂。

对于癌症患者，推荐低分子肝素作初始和长期抗凝治疗的药物，或者直接口服抗凝药物，但后者因在胃肠道肿瘤患者中引发出血的风险较大，需评估后慎用。

对于慢性期患者，建议服用静脉活性药物，可起到抗炎、减少渗出、增加静脉血管张力、改善血液循环、保护血管壁等作用。

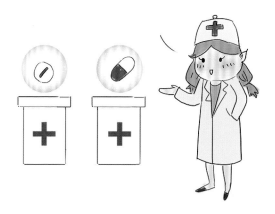

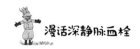

46.对于髂股深静脉血栓形成、症状小于14天、预期寿命大于1年的特定人群如何治疗?

对这类人群的治疗方案目前尚有争议，有些医学中心采用单纯的抗凝治疗，有些医学中心采用先置入腔静脉滤器再进行静脉溶栓，甚至导管内直接血栓清除。

若有抗凝禁忌，可考虑先置入临时性腔静脉滤器。

47.上肢深静脉血栓形成如何治疗？

上肢深静脉血栓形成（DVT）的治疗原则与下肢 DVT 相同，以标准抗凝治疗方案为主。溶栓、介入治疗、置入腔静脉滤器用于选择性病例。

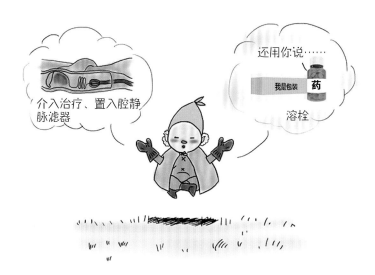

介入治疗、置入腔静脉滤器

还用你说……

我是包装 药

溶栓

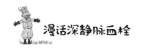

48.如何缓解急性静脉症状?

急性静脉症状可通过使用静脉活性药物、止痛药、加压疗法联合早期运动和步行训练等方法进行缓解。没有禁忌证的患者应尽早抗凝治疗。对血栓范围广、症状重、有适应证患者,可行溶栓、机械除栓或手术取栓。

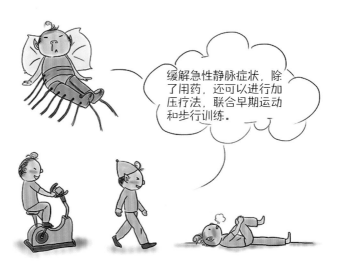

49.如何判断抗凝治疗是要
继续，还是中断？

判断深静脉血栓形成（DVT）患者是否继续进行抗凝治疗，要平衡复发与出血风险，要考虑患者个人意见与依从性，给予个体化施治。

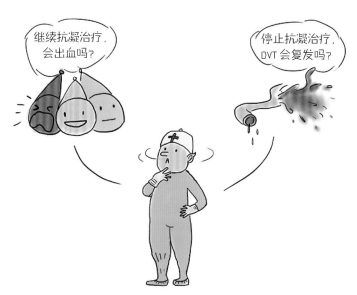

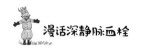

50.术后出现深静脉血栓形成该如何治疗？

　　如在术后确诊为深静脉血栓形成（DVT），应进行如下处理。

　　（1）抗凝治疗3个月。

　　（2）对于单纯抗凝治疗的DVT患者，不推荐常规应用腔静脉滤器；对于抗凝治疗有禁忌或有并发症，或在充分抗凝治疗的情况下仍发生肺动脉栓塞的人群，建议置入腔静脉滤器。

　　（3）对于急性期中央型或混合型DVT，在全身情况好、预期生存大于1年、出血风险较小的前提下，首选导管接触性溶栓。

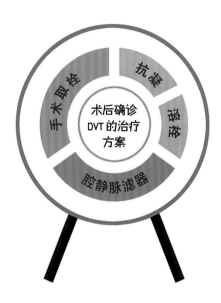

如不具备导管溶栓的条件，可行系统溶栓。

（4）髂股静脉及其主要侧支均被血栓堵塞的患者，静脉回流严重受阻，当临床表现为股青肿时，应立即手术取栓。

（5）对于发病7天以内的中央型或混合型DVT患者，全身情况良好，无重要脏器功能障碍可手术取栓。

以上仅为参考意见，实施时需根据患者情况及具体医疗情况而定。

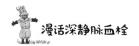

51.外科手术前确诊深静脉血栓形成 (DVT) 的处理流程是怎样的?

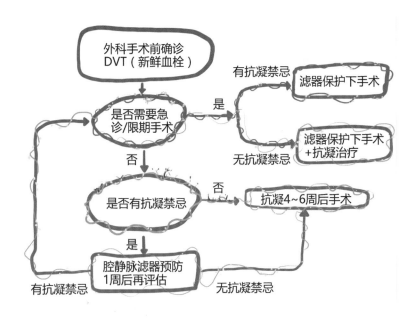

52.孕期女性如何诊治深静脉血栓形成？

对于孕期女性，进行深静脉血栓形成（DVT）诊断时，首选超声检查。治疗上，考虑到孕妇及胎儿的安全，不推荐常规进行溶栓、除栓治疗，且抗凝药物选择受限，目前公认的安全性高的药物是低分子肝素、普通肝素。孕期女性治疗深静脉血栓形成的抗凝时间至少 3 个月。分娩后 6 周（围产褥期）内仍有DVT 风险。

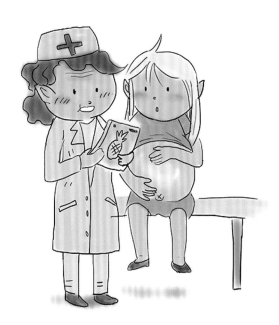

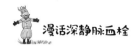

53.下肢深静脉血栓形成的 临床症状是什么？

下肢肿胀、疼痛和浅静脉曲张是下肢深静脉血栓形成的三大症状。疼痛多为胀痛或钝痛，浅静脉曲张多为慢性期侧支循环建立的表现。

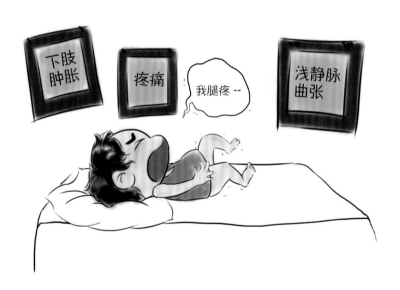

54.对可疑下肢深静脉血栓形成患者应采取什么方法判断?

根据 wells 评分,患者可分为三类:深静脉血栓形成(DVT)低可能性、DVT 中可能性及 DVT 高可能性。改良的 wells 评分将患者分两类:DVT 可能性大和 DVT 可能性小。改良的 wells 评分更简单、应用更广泛。

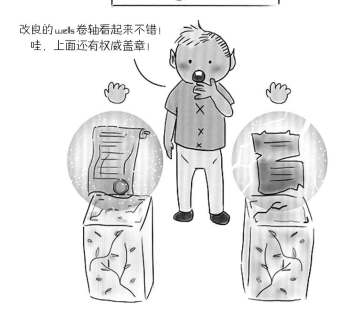

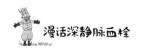

55.什么是改良的Wells评分？

改良的 wells 评分是常用于评估下肢深静脉血栓形成（DVT）风险的临床方法，总分 < 2，DVT 发生可能性较小；总分 ≥ 2 分，DVT 发生可能性较大。

病史及临床表现	评分
肿瘤	1
瘫痪或近期下肢石膏固定	1
近期卧床 > 3 天或近期 12 周内大手术	1
沿深静脉行走的局部压痛	1
全下肢水肿	1
与健侧相比，小腿肿胀周径长 > 3cm	1
既往有下肢深静脉血栓形成病史	1
凹陷性水肿（症状侧下肢）	1
有浅静脉的侧支循环（非静脉曲张）	1
类似或与下肢深静脉血栓形成相近的诊断	−2

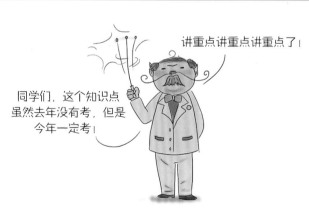

讲重点讲重点讲重点了！

同学们，这个知识点虽然去年没有考，但是今年一定考！

56.下肢深静脉血栓形成在什么情况下考虑介入治疗？

随着介入技术和材料的进步，介入疏通深静脉的手术在最近5年内得到进一步的应用。血管外科在介入治疗深静脉血栓方面积累了不少临床经验，取得良好的效果。一般在以下情况可以考虑介入治疗。

（1）股静脉以下静脉再通程度高。

（2）髂静脉节段严重狭窄或闭塞。

（3）下肢小腿肿胀、营养改变（皮肤变黑、溃疡等）。

介入治疗的优点是见效快，不足之处是畅通率还有待提高。

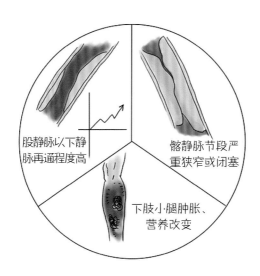

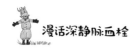

57.下肢深静脉血栓形成再通后是否可以手术治疗?

如果 B 超复查发现下肢深静脉已经完全再通，这时还必须做 CT 了解髂静脉通畅情况。如果髂静脉也排除闭塞狭窄，患者又有小腿静脉曲张和溃疡的情况，可以做下肢浅静脉和交通支离断手术。如果仅有髂静脉闭塞且 Villata 评分（用于血栓后综合诊断及严重程度的评估系统）为重度或发生静脉性溃疡，而下肢其他深静脉再通良好，可以行髂静脉介入开通手术。

虽然 B 超复查说下肢深静脉已经完全再通了，但是您还必须做 CT，我们得再了解一下髂静脉的通畅情况。

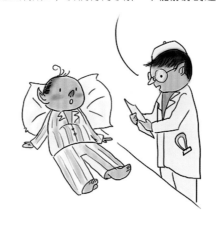

58.如果下肢深静脉血栓形成发生后没有再通，该如何治疗？

如果下肢深静脉 B 超或髂静脉 CT 提示深静脉仍然存在阻塞的情况，首先考虑保守治疗。保守治疗方法包括：

（1）物理治疗：如间歇性腿部充气治疗。

（2）药物治疗：首推使用抗凝药物，其次可用七叶皂苷类等改善微循环药物，能够在短期内改善血栓后综合征症状。

如果股静脉再通程度好，而髂静脉狭窄，临床症状明显者，可以考虑介入治疗。

DVT 间歇性腿部充气治疗

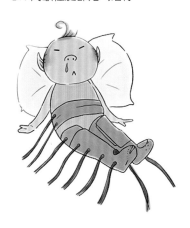

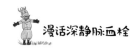
59.下肢深静脉血栓形成的治疗 为什么要放置下腔静脉滤器!

　　在下肢深静脉血栓形成发生的过程中，特别是新鲜的血栓，在抗凝溶栓的时候血栓有可能脱落，自下腔静脉流入右心，到达并堵塞肺动脉，严重者危及生命。下腔静脉滤器可以阻挡脱落的血栓，防止其进入肺动脉。但对于放置下腔静脉滤器的适应证在学术上还存在一定的争议。

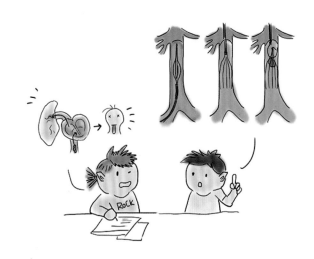

60.腔静脉滤器置入的绝对
适应证是什么?

腔静脉滤器置入的绝对适应证:

(1)有抗凝禁忌的静脉血栓栓塞症(VTE)。

(2)经过积极足量的抗凝治疗后,深静脉血栓仍进行性发展。

(3)使用抗凝治疗但仍出现肺栓塞或肺栓塞复发。

(4)抗凝治疗失败。

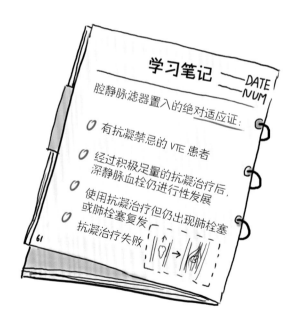

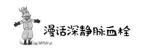

61.腔静脉滤器置入的相对 适应证是什么？

（1）对于使用抗凝药物依从性差。

（2）有漂浮的髂静脉血栓自由流动。

（3）肾细胞癌沿深静脉扩散。

（4）有高风险抗凝并发症者。

（5）复发性肺栓塞伴有肺动脉高压者。

（6）癌症、烧伤有血栓者。

（7）对于静脉血栓栓塞症（VTE）的高危手术患者、创伤患者可以预防性使用腔静脉滤器。

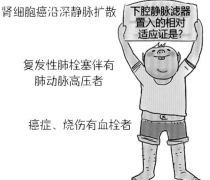

62.腔静脉滤器置入的绝对禁忌证是什么？

慢性腔静脉闭塞、腔静脉畸形、无法通过腔静脉、腔静脉受压的患者，不能置入腔静脉滤器。

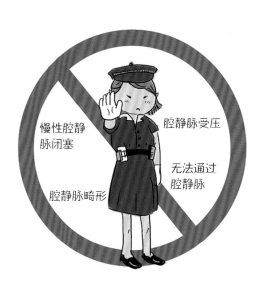

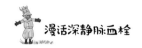

63.溶栓方法有哪些?

溶栓方法包括导管接触性溶栓和系统溶栓。导管接触性溶栓是将溶栓导管置入静脉血栓内,溶栓药物直接作用于血栓;而系统溶栓是经外周静脉全身应用溶栓药物。其中导管接触性溶栓优势明显,为临床首选的溶栓方法。

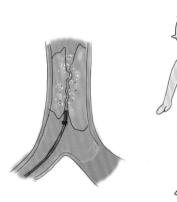
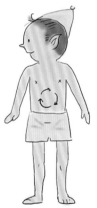

导管接触性溶栓 系统溶栓

64.导管接触性溶栓的优点是什么？

首先，溶栓导管直接插入血栓部位，微泵持续推注尿激酶等溶栓药物，可使局部维持较高的药物浓度，血栓得以迅速溶解，能较好地保存患肢近端深静脉瓣膜，减少下肢深静脉瓣膜功能不全的发生。

其次，该方法能尽量多地溶解血栓，使主干静脉尽可能地通畅并使大量侧支开放，改善静脉回流降低静脉压，缓解胀痛和水肿症状，有利于恢复肌肉泵功能。

文献证实，抗凝同时导管直接溶栓近远期临床效果都优于单独抗凝治疗。大多数的资料说明导管直接溶栓对中央型的髂股静脉血栓形成疗效良好，特别是溶栓导管独特的结构可使溶栓药物与血栓充分且长时间接触，能达到良好的溶栓效果。

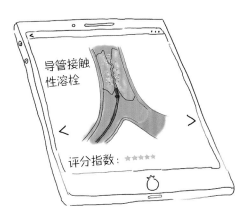

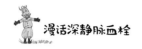

65.溶栓术后常见的注意事项有哪些？

（1）溶栓术后，患者应以卧床休息为主，患肢适当抬高，进餐时可保持坐位。如果是从颈部安装的下腔静脉滤器，坐位时要尽量保持腰背部相对直立，切勿过弯。

（2）如需大小便，可以慢慢下床，但下床前请通知护士关闭连接腿部溶栓管的输液泵，以免发生出血。

（3）溶栓治疗期间可以适当翻身，注意避免弯折腿部的溶栓管，尤其要避免溶栓管自肢体连接处脱落。

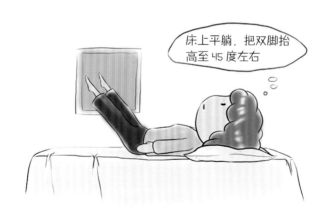

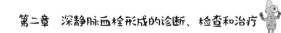

66.溶栓治疗期间饮食需要注意什么？

溶栓治疗期间，患者在饮食方面要注意以下两点。

（1）清淡饮食，选易消化、富含维生素和膳食纤维、低脂的食物。

（2）长期卧床容易导致便秘，建议患者多吃蔬菜。非糖尿病患者，可适当服用蜂蜜、香蕉（熟）等促进排便的食物。

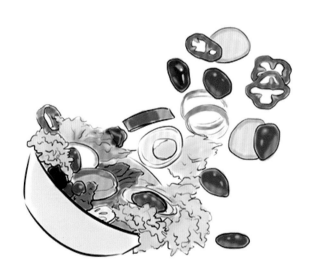

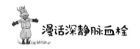

67.家属需要协助医生观察什么！

（1）家属应注意观察患者有无牙龈出血、鼻出血、血尿、血便或黑便，皮肤有无青紫、瘀斑，是否有头痛、呕吐、肢体活动异常等，如有上述症状，应立即告知医生。

（2）若患者出现胸闷、胸痛、咳嗽、呼吸困难、嘴唇青紫等不适，立即告知医生。

（3）家属特别要观察患者颈部及患肢穿刺点是否有渗血，如有需立即告知医生。

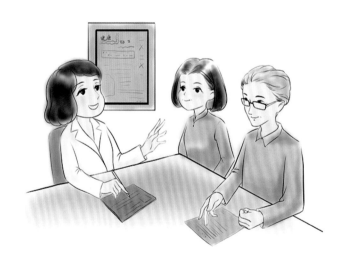

68.出院后还应采取哪些治疗措施？

（1）由于血栓对静脉内瓣膜的破坏，下肢深静脉内血液容易向下倒流，导致部分患者术后一段时间患肢仍然轻度肿胀不适，需按照要求长期穿戴医用弹力袜，可适当口服减轻症状的静脉活性药物。

（2）为预防下肢深静脉血栓形成复发，患者需服用华法林或其他抗凝药物至少半年，最好满一年。

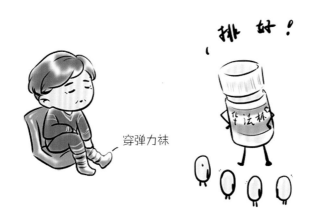

穿弹力袜

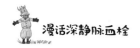
69.得了下肢深静脉血栓后遗症怎么办? 可以治愈吗?

　　如果怀疑自己得了下肢深静脉血栓后遗症,要选择正规医院的血管外科就诊,尽快明确诊断。目前医学上还没有彻底治愈下肢深静脉血栓后遗症的手段,溶栓对下肢深静脉血栓后遗症作用不大,手术架桥或转流的效果同样不佳,且存在手术风险。介入疏通髂静脉并置入支架的方法,近年有所进展,但是要严格选择指征。使用改善静脉循环药物是一种治疗手段,治疗的主要目的是为了控制或缓解下肢深静脉血栓后遗症的症状、促进深静脉管腔再通及防止血栓复发。

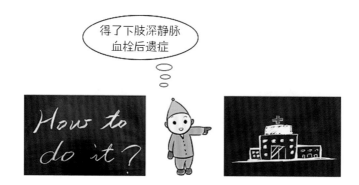

第三章
深静脉血栓形成的
筛查和预防

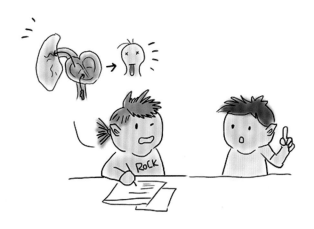

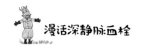

70.什么是Caprini个体化静脉血栓栓塞风险评估模型?

Caprini 个体化静脉血栓栓塞风险评估模型是美国 Glenbrook 医院的 Caprini 医生于 1988 年创立的。他通过记录与静脉血栓风险相关的各种因素并进行评分，将住院患者分为低危、中危、高危和极高危 4 个级别。

手术患者静脉血栓栓塞危险分度			非手术患者静脉血栓栓塞危险分度		
危险度	判断指标		危险度	判断指标	
低度危险	手术时间 < 45 分	< 40 岁	无危险因素	低度危险	< 60 岁	无危险因素
中度危险	手术时间 < 45 分	40 ~ 60 岁	无危险因素	中度危险	> 60 岁	无危险因素
	手术时间 < 45 分		有危险因素		< 60 岁	有危险因素
	手术时间 > 45 分	< 40 岁	无危险因素			
高度危险	手术时间 < 45 分	> 60 岁	有危险因素	高度危险	> 60 岁	有多项危险因素
	手术时间 > 45 分	40 ~ 60 岁	有危险因素			
极度危险	手术时间 > 45 分	> 40 岁	有多项危险因素	极度危险	> 60 岁	重度创伤、卧床、有多项危险因素
	骨科大手术、重度创伤、脊髓损伤					

71.什么是RAPT评分？

静脉血栓形成危险度评分（Risk assessment profile forthromboembolism，RAPT），该评分包括4个方面因素：病史、创伤程度、医源性损伤及年龄。一项2281例创伤患者的前瞻性研究表明，RAPT评分可以很好地评估创伤患者发生静脉血栓栓塞症（VTE）的风险。RAPT≤5分为低风险，深静脉血栓形成（DVT）发生率为3.6%；5～14分为中等风险，DVT发生率为16.1%；＞14分为高风险，DVT发生率为40.7%。

RAPT≤5分为低风险，DVT发生率为3.6%；5～14分为中等风险，DVT发生率为16.1%；＞14分为高风险，DVT发生率为40.7%。

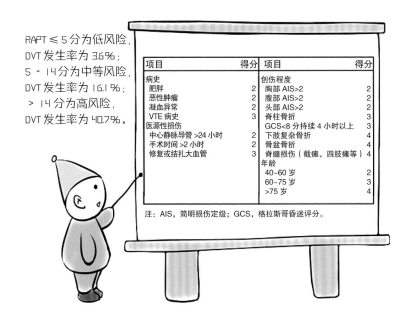

项目	得分	项目	得分
病史		创伤程度	
肥胖	2	胸部 AIS>2	2
恶性肿瘤	2	腹部 AIS>2	2
凝血异常	2	头部 AIS>2	3
VTE 病史	3	脊柱骨折	3
医源性损伤		GCS<8 分持续 4 小时以上	3
中心静脉导管 >24 小时	2	下肢复杂骨折	4
手术时间 >2 小时	2	骨盆骨折	4
修复或结扎大血管	3	脊髓损伤（截瘫、四肢瘫等）	4
		年龄	
		40~60 岁	2
		60~75 岁	3
		>75 岁	4

注：AIS，简明损伤定级；GCS，格拉斯哥昏迷评分。

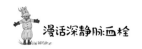

72.一般人如何预防深静脉血栓形成？

对于普通人来说，最简便的做法是不要长时间静坐或静卧。大家日常应适度运动以加快血液循环，即使在不方便离座的时候，也应该在座位上做些运动，例如收缩下肢肌肉、挤压小腿肚等。另外，大家还要多喝水，一来保持水分，防止脱水造成血液高凝；二来增加上厕所次数，增加活动。

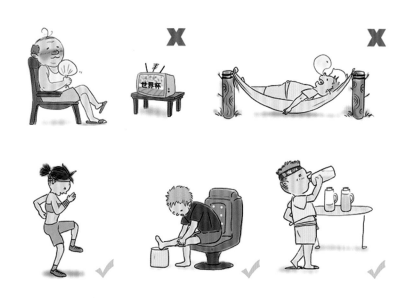

73.什么是经济舱综合征?

经济舱综合征是指长时间乘坐飞机,坐在狭窄的空间内不能活动,下肢静脉血流缓慢、瘀滞而发生下肢深静脉血栓形成(DVT)。下飞机后活动时出现血栓脱落,随血液回流至右心,再进入肺动脉造成栓塞,使肺脏缺血、缺氧,引起胸痛、气短、咯血等症状,严重时可致猝死。广义的"经济舱综合征",还包括长时间乘坐火车、汽车等,引起的下肢DVT,或进一步导致的肺动脉栓塞。

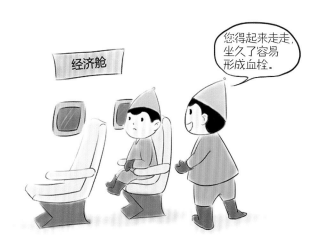

您得起来走走,坐久了容易形成血栓。

经济舱

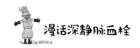
漫话深静脉血栓

74.经常长途旅行的朋友如何预防深静脉血栓形成？

（1）旅行时衣着及鞋袜要宽松，这样有助于血液循环。

（2）座位下不要塞满行李，让腿部有充足的活动空间。

（3）睡眠要保持一个舒适的状态，不要两腿交叉，不要身体紧缩，因为这样会对血液系统形成挤压。

（4）本身处于高凝状态的旅客，旅行前应向医生咨询是否适合旅行，或应采取什么特殊预防措施，如穿弹力袜、口服抗凝药等。

75.住院患者如何预防深静脉血栓形成？

　　住院患者，即使是刚刚手术后，医生也会鼓励多下床活动。这不但可以预防深静脉血栓形成，同时有利于心肺功能恢复，增加胃肠蠕动，减少肺炎和便秘的发生。另外，还可采取加压疗法，对有适应证者进行预防性抗凝治疗。

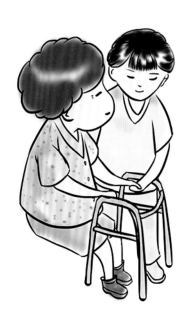

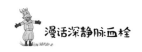

76.不能下床的患者如何预防 深静脉血栓形成?

对于不能下床的患者，医生会采取使用普通肝素或低分子肝素等药物进行抗凝，同时还可以用下肢空气泵挤压小腿肌肉，或用医用弹力袜或弹力绷带进行加压治疗，鼓励家属帮助患者进行小腿挤压等措施。对于下肢骨折或关节置换的患者，医生会高度重视，据国外研究，高达 40% 的这类患者可在进行超声检查时发现深静脉血栓。

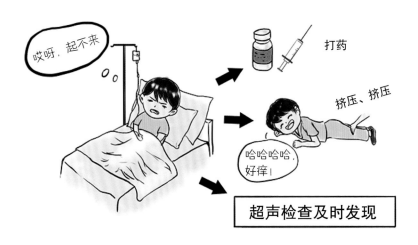

77.如何预防妊娠期血栓栓塞症?

（1）如果患者有血栓家族史，应检查抗凝血酶Ⅲ、蛋白 C、蛋白 S 等。

（2）防止血液的高凝状态，特别是长期服用避孕药者。

（3）提倡自然分娩，尽量减少剖宫产。

（4）增加运动、多饮水、多吃蔬菜和水果。

（5）检查和处理各种危险因素。

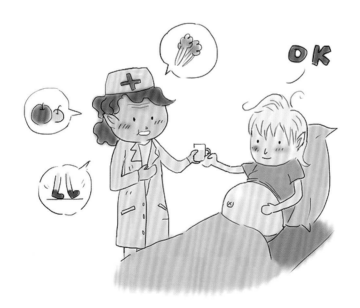

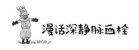

78.孕期应何时开始预防下肢深静脉血栓形成?

预防下肢深静脉血栓形成应从妊娠中期开始,从妊娠 4 个月开始就应做好预防工作。

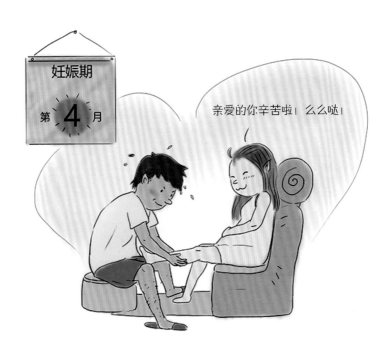

79.孕期怎样预防下肢深静脉血栓形成?

（1）常做下肢的屈伸活动，可以调动小腿肌肉泵的作用，增加静脉血的流速，促进下肢静脉血的回流。

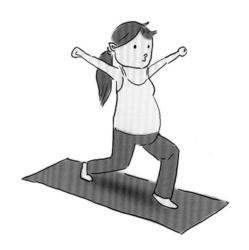

（2）仰卧床上，抬高双下肢，使两腿交替屈伸，做骑自行车的动作。子宫增大后，不便仰卧时，可以侧卧。先活动一侧下肢，然后翻身，改为另一侧侧卧，再活动另一侧下肢。活动的重点是膝关节和踝关节，这样可以降低下肢静脉的压力，加速下肢静脉血的流速，有利于下肢静脉血的回流。

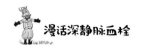

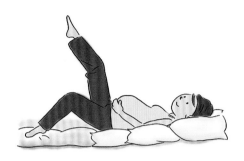

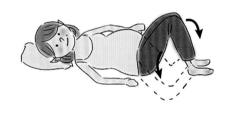

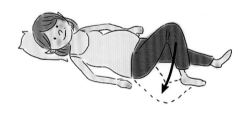

（3）加压疗法是预防深静脉血栓形成（DVT）的临床常用物理预防方式，条件允许的情况下可以使用便携式空气波治疗仪（间歇充气加压装置），为避免挤压不当造成的肢体缺血，选择治疗仪时应选择具有血液回盈侦测功能的。

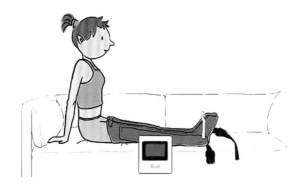

（4）妊娠期女性还可以使用循序减压弹力袜，选择弹力在15～20毫米汞柱的弹力袜即可，可以帮助达到妊娠及产后期预防的效果。

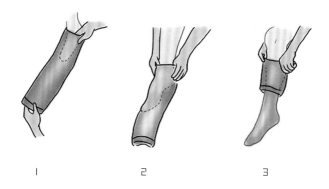

（5）用弹力绷带包扎双下肢，也具有预防DVT效果。弹力绷带只需包扎至膝关节下方3～5厘米即可。这样可以减少下肢静脉血在下肢停留的时间。

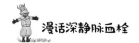

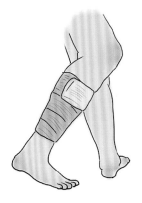

（6）对有静脉血栓栓塞症高危因素的孕妇，需遵专科医师的医嘱使用抗凝药进行预防。

80.产后怎样预防下肢深静脉血栓形成？

（1）应摒弃传统的产后"坐月子"的一些陋习，产后早期可在床上适当活动下肢，最简单的动作就是屈伸膝关节和踝关节。方法是：用力向下伸脚，尽量使踝关节伸直，保持1～2秒钟；然后用力将脚背屈（钩脚），再保持1～2秒钟，如此反复练习，可调动小腿肌肉泵的作用，加速下肢静脉血的流速，也有利于下肢静脉血的回流，可有效地预防深静脉血栓形成（DVT）。

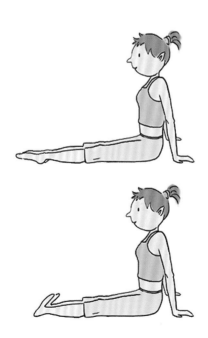

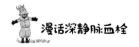

（2）孕期穿弹力袜的产妇，应继续穿弹力袜至产后能正常活动为止，不但能预防下肢DVT，还有保持体形的作用。

（3）长时间卧床制动的孕产妇、存在静脉血栓栓塞症（VTE）高危因素尤其是剖宫产术的产妇，建议至少使用间歇充气加压装置或足底静脉泵至产后第2天；对于不适宜穿梯度加压弹力袜的产妇可以考虑整夜使用间歇充气加压装置或足底静脉泵。

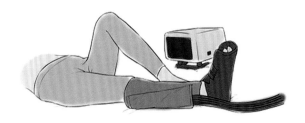

（4）另外，对有VTE高危因素的产后女性，需遵专科医师的医嘱使用抗凝药进行预防。

81.深静脉血栓形成的物理预防
措施有哪些?

　　深静脉血栓形成在临床上的物理预防措施包括足底静脉泵、间歇充气加压装置及梯度加压弹力袜等。有静脉血栓栓塞症中危或高危因素的患者在出血风险小的情况下，推荐物理预防与药物预防联合应用。单独使用物理预防仅适用于合并凝血异常疾病的患者。有高危出血风险的患者，出血风险降低后仍建议物理预防与药物预防联合应用。对患侧肢体无法或不宜采用物理预防措施的患者，可在对侧肢体实施预防。

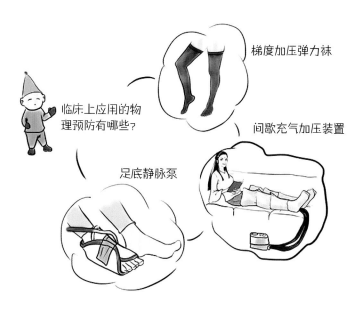

临床上应用的物理预防有哪些?

梯度加压弹力袜

间歇充气加压装置

足底静脉泵

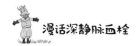

漫话深静脉血栓

82.哪些情况禁用深静脉血栓形成的
物理预防措施？

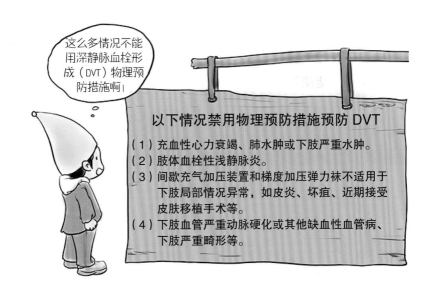

这么多情况不能用深静脉血栓形成（DVT）物理预防措施啊！

以下情况禁用物理预防措施预防 DVT

（1）充血性心力衰竭、肺水肿或下肢严重水肿。

（2）肢体血栓性浅静脉炎。

（3）间歇充气加压装置和梯度加压弹力袜不适用于
下肢局部情况异常，如皮炎、坏疽、近期接受
皮肤移植手术等。

（4）下肢血管严重动脉硬化或其他缺血性血管病、
下肢严重畸形等。

83.间歇性腿部充气治疗的原理是什么？

　　小腿肌肉是人体的第二心脏，走动时小腿肌肉的收缩有助于腿部静脉血回流。当各种原因导致下肢制动时，腿部静脉血流速减慢，为血栓形成创造了有利条件。在患者手术或卧床时，用分体式专业防血栓气囊绑缚小腿、大腿及足部，间歇充气压迫腿部及足部肌肉，能使下肢静脉血流速加快，从而起到预防深静脉血栓形成的作用。

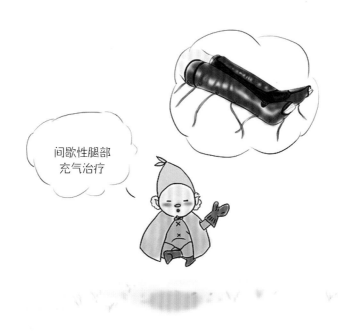

间歇性腿部
充气治疗

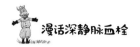

84. 间歇性腿部充气治疗的适用人群有哪些？

适用间歇性腿部充气治疗的人群如下：

（1）静脉血栓栓塞症评估为中高危风险的患者。

（2）在术前、术中、术后防血栓的手术患者。

（3）孕产妇、长期卧床的患者。

（4）骨折受伤导致下肢活动受限的患者。

（5）活动不便或者活动较少的老年人。

（6）日常生活中久坐的都市白领、长期飞行的空旅人员等。

此法尤其适用于存在抗凝禁忌、有高出血风险的人群，但下肢动脉硬化及缺血、糖尿病足、股青肿、脓毒血症等患者慎用，已确诊有静脉血栓的患者禁用。

85.如何筛查下肢静脉以外部位的深静脉血栓？

　　超声、CT、MRI 都是筛查深静脉血栓的有效手段，可选择一种或多种手段进行筛查。患者若经影像学检查证实下肢静脉以外部位有深静脉血栓形成（DVT），则按照相关指南或临床路径治疗；若未发现 DVT 证据，则建议动态监测血浆 D- 二聚体或 1 周后复查下肢静脉超声。

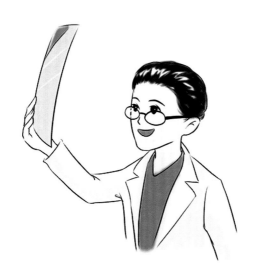

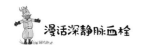

86.创伤骨科患者对静脉血栓栓塞症进行筛查的流程是什么？

步骤一：建议对所有创伤患者在住院期间使用 RAPT 评分表进行评估。根据评分将患者分为低静脉血栓栓塞症（VTE）风险组（RAPT ≤ 5 分）和中、高危 VTE 风险组（RAPT > 5 分）。

步骤二：建议对所有患者急诊进行血浆 D- 二聚体快速检测。根据检测方法、设备及试剂不同，各医院血浆 D- 二聚体阴性的界值也各不相同，一般认为 ELISA 法血浆 D- 二聚体 < 500 μg/L 为阴性，老年人则应该以小于"年龄 ×10μg/L"为阴性标准。

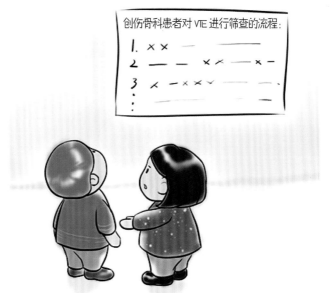

　　步骤三：血浆 D- 二聚体阴性患者按照 RAPT 评分结果决定下一步的筛查方案。①若患者为低风险，不建议对此类患者行进一步血栓相关检查；②若患者为中、高风险则建议每隔 2 天动态观察血浆 D- 二聚体变化或 1 周后复查近端或全下肢静脉超声；③若动态观察血浆 D- 二聚体升高为阳性，则进入步骤四。

　　步骤四：血浆 D- 二聚体阳性患者推荐行近端或全下肢静脉超声检查。①若下肢静脉超声提示近端静脉血栓，建议直接治疗而不必进行静脉造影确诊；若为下肢独立远端静脉血栓，建议经过重复超声检查以排除近端范围内的血栓，而不必立刻治疗。②若患者下肢静脉超声阴性，建议动态观察血浆 D- 二聚体变化或 1 周后复查下肢静脉超声；若血浆 D- 二聚体迅速降至阴性，建议按照 RAPT 评分结果决定下一步筛查（同步骤三）；若复查血浆 D- 二聚体结果仍为阳性，建议进一步筛查下肢静脉以外的部位是否有深静脉血栓形成。

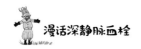

87.手术医生对深静脉血栓形成的预防措施有哪些?

（1）手术操作尽量轻柔、精细，避免静脉内膜损伤。

（2）规范使用止血带。

（3）术后抬高患肢，防止深静脉血液回流障碍。

（4）对于有静脉血栓栓塞症（VTE）中危或高危因素且术后出血风险不高的患者，应考虑使用抗凝药物进行VTE预防。

（5）常规进行静脉血栓知识宣教，鼓励患者勤翻身，进行早期功能锻炼，下床活动，做深呼吸及咳嗽动作。

（6）术中和术后适度补液，多饮水，避免脱水。

（7）建议患者改善生活方式，如戒烟、戒酒、控制血糖、控制血脂等。

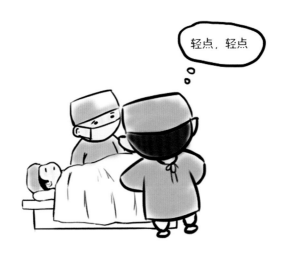

88.手术中如何促进静脉血液回流？

　　术中如病情允许，建议摆放体位时抬高下肢 20°～30°；定时做下肢的被动运动，给予由足跟起自下而上的下肢腿部比目鱼肌、腓肠肌挤压运动，使患者腿部沿静脉血流方向形成压力梯度，2 小时 1 次。

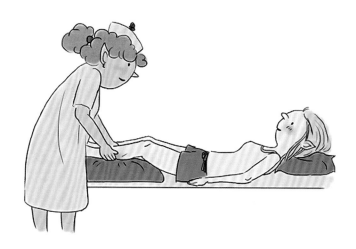

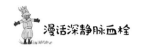

89.手术中如何防止静脉内膜损伤？

（1）手术室应用的留置针较粗，穿刺造成的血管创伤较大，因此应提高医护人员静脉穿刺技能。

（2）静脉穿刺时尽量缩短扎止血带的时间，减轻对局部和远端血管的损害。

（3）尽量避免下肢静脉穿刺。

（4）术中使用输血液制品及对血管有刺激性的药物时，应使用中心静脉，避免使用外周静脉。

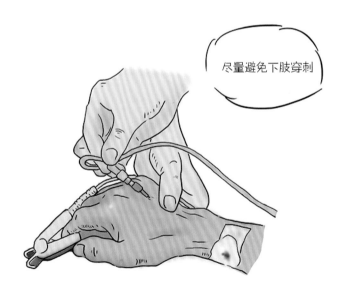

尽量避免下肢穿刺

90.手术中如何防止血液高凝状态？

对于创伤大、时间长的大手术，术中经常会应用止血药物。但为了防止出现血栓，应合理使用止血药物，还要根据手术时间、患者体重、实验室检查结果，严格控制止血药物的用量及输注速度。

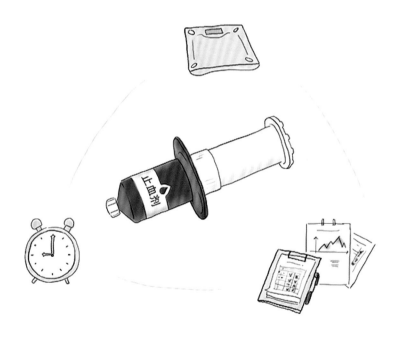

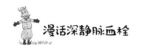

91.静脉血栓栓塞症如何进行药物预防?

对于静脉血栓栓塞症（VTE）低风险患者，不需要特殊的药物或物理预防，可在基本预防基础上鼓励患者下地活动。

对于 VTE 中等风险且没有高出血风险患者，建议应用低分子肝素、普通肝素或物理预防措施；对于 VTE 中等风险但合并较高出血风险患者，建议至少进行物理预防。

对于 VTE 高风险患者且没有高出血风险患者，推荐应用低分子肝素、普通肝素、传统口服抗凝药物或新型口服抗凝药物进行预防，并建议在此基础上同时采用物理预防；对于 VTE 高风险但合并较高出血风险患者，建议进行物理预防直至出血风险降低，再开始应用药物预防。

低风险，多活动　　　　中风险，用药和/或物理预防

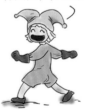

高风险，积极治疗、听医嘱　　又怕血栓又要止血该咋办?

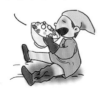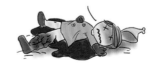

92.预防性抗凝药物怎样应用与选择?

　　对于预防性抗凝药物应用的时间平均为 7 ～ 15 天，最长可根据病情延长至 35 天。目前低分子肝素被多个学术指南推荐，使用简单且安全有效，是药物预防的首选。最近出现的新型口服抗凝药物，如利伐沙班、阿哌沙班及达比加群等，其预防血栓效果与低分子肝素相当，甚至部分临床试验显示其效果优于低分子肝素。口服抗凝药的主要优势在于用药方便，与皮下注射型抗凝药物相比，可改善患者耐受性及依从性。普通肝素及华法林因为需要监测凝血并调整剂量，不作为术后血栓预防的一线用药。 若干临床试验证实，阿司匹林的血栓预防效果比低分子肝素差。

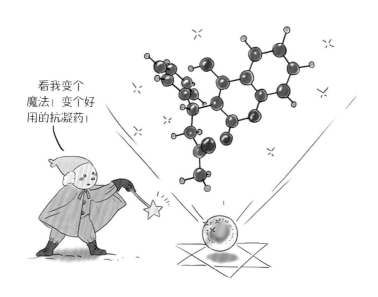

看我变个魔法！变个好用的抗凝药！

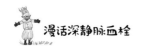

93.如何应用小剂量普通肝素?

普通肝素具有明确的抗凝作用,在体内及体外均能防止血栓形成,但普通肝素有引起出血的副作用,术前或术后应用,可能造成创面渗血,术中失血加大。鉴于此,目前主张小剂量普通肝素法,减少出血危险。其具体方法是术前 2 小时,皮下注射普通肝素 5000 单位;术后每隔 8 ~ 12 小时,皮下注射普通肝素 5000 单位。由于人种的不同,我国普通肝素的用量应适当减少,一般皮下注射 3000 单位。统计显示,小剂量普通肝素法能明显降低术后深静脉血栓形成和肺动脉栓塞的发病率,不增加术中、术后大出血的风险,但伤口局部血肿较常见。用药期间,最好检测活化凝血时间(ACT),也要监测血小板,以防发生肝素引起的血小板减少症。

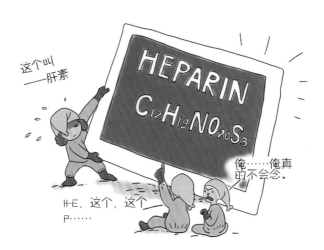

94.如何应用低分子肝素?

低分子肝素导致出血倾向较普通肝素小,而半衰期较普通肝素长,皮下注射后生物利用度较普通肝素高。目前低分子肝素在国内外已广泛用于临床,并代替普通肝素成为预防血栓形成的首选药物。由于各个厂家出品的低分子肝素的组成不尽相同,具体使用剂量应参照各产品的说明书。低分子肝素由于半衰期较长,1天仅需皮下注射1~2次,低分子肝素也能引起血小板减少症,但较普通肝素发病率低。由于两者之间有交叉作用,因此对于应用普通肝素而引起血小板减少症的患者,不能用低分子肝素来替代普通肝素。使用低分子肝素一般无需监测凝血功能,低分子肝素如过量,同普通肝素一样,可用鱼精蛋白与之对抗。

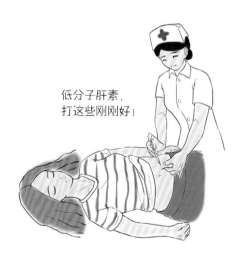

低分子肝素,
打这些刚刚好!

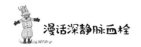

95.如何应用传统口服抗凝药?

　　传统口服抗凝药主要为香豆素类药，最常用的为华法林。为预防手术后下肢深静脉血栓形成，可在术前及术后用华法林，需注意的是华法林起效时间一般在服药后 3 ~ 4 天，由于患者服用华法林后的效果个体差异很大，治疗窗较窄，因此用药期间需监测凝血酶原时间（PT），其国际标准化比值（INR）应控制在 2.0 ~ 3.0。有学者建议针对不同的手术华法林的用量应不同，对于髋关节、膝关节成形术，华法林剂量可稍大些；而对于一般的腹部手术、下肢骨折复位手术，用药量可减小。华法林如使用过量，其出血的危险性加大，此时可用维生素 K 对抗。

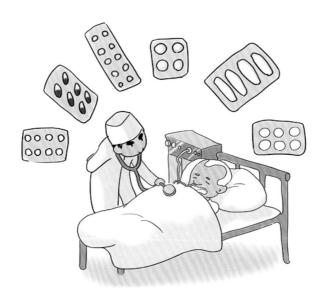

96.如何应用新型口服抗凝药?

根据国内外最新指南,一旦确诊急性静脉血栓栓塞症(VTE),如果没有抗凝禁忌,应尽早启动抗凝治疗,推荐新型口服抗凝药物为一线药物。新型口服抗凝药物无需常规凝血监测、给药剂量固定、疗效明确且出血风险小,其主要成分为 Xa 因子抑制剂和凝血酶原抑制剂。

Xa 因子抑制剂,如利伐沙班,VTE 急性期患者前 3 周每天口服 2 次,每次 15 毫克;3 周之后每天口服 1 次,每次 20 毫克;无需低分子肝素桥接,可与食物同服,可以鼻饲或者碾碎服用。肾功能正常人群可以常规使用该药,肾功能不全人群需减量。该

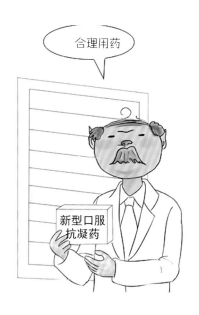

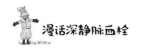

药大出血风险显著低于传统口服药物。

凝血酶原抑制剂，如达比加群酯，VTE 急性期患者需要每日口服 2 次，每次 110 毫克或 150 毫克，需要和低分子肝素桥接。肾功能正常人群可以常规使用该药，肾功能不全人群需减量。该药有发生胃肠道不良反应的个案报道。

97.低分子右旋糖酐的抗血栓作用是什么？

低分子右旋糖酐的抗凝作用主要表现在三个方面。

（1）血液稀释作用。

（2）降低血小板的黏附作用。

（3）提高血栓的易溶性。

其副作用主要有出血倾向、过度扩容及过敏反应等。

哇好快！太刺激啦！

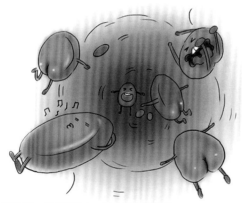

唉轻松！这下好了，不用自己游了！

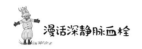

98.口服抗血小板药物的缺点是什么？

最常用的口服抗血小板药物是阿司匹林。通过抑制血小板聚集及释放反应，口服阿司匹林也能减少血栓形成的危险性，但对于凝血因子几乎无作用，其防止深静脉血栓形成的作用不如低分子肝素及华法林。临床使用中还发现，由于阿司匹林主要针对血小板发挥作用，容易导致手术中创面渗血，出血较多。

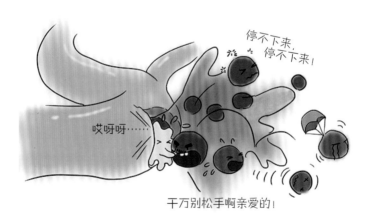

99.深静脉血栓形成药物预防的 禁忌证是什么？

绝对禁忌证：近期有活动性出血及凝血障碍、骨筋膜室综合征、严重颅脑损伤、血小板低于$20×10^9$/L、早期及临产期孕妇。

相对禁忌证：既往颅内出血、既往胃肠道出血、急性颅内损害或者肿物、血小板介于（20 ～ 100）$×10^9$/L 之间、类风湿视网膜病变者。

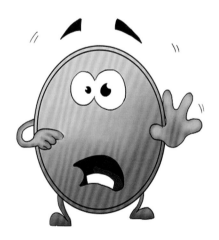

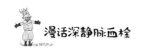

100.注意: 预防深静脉血栓形成还要
不增加出血风险!

抗凝药物是深静脉血栓形成（DVT）预防的一个重要手段，但使用抗凝药的患者往往有出血倾向，在有出血高风险的患者中会增加出血概率。DVT 的预防需要在 DVT 风险下降和出血风险上升之间找到平衡。理想的状态是有效降低 DVT 发生风险的同时，不增加出血的风险。

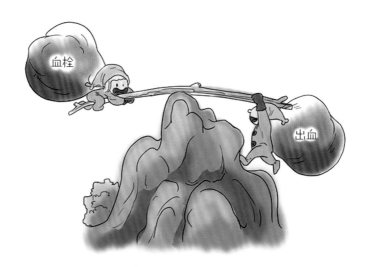

后 记

医生与患者，常常会经历这样的场景和对话：

"你怎么不早来啊！哪怕早来一天！"医生的语气中充满了遗憾、充满了无奈。

"我也不知道会这样啊！医生您可要救救我啊！"患者和家属的语气中满是委屈、满是焦急。

在门诊、在病房、在手术室，患者的数量越来越多，医生的身影越来越忙碌。

这让我们不得不暂停脚步、不得不反思：怎么医学越昌明，患者却越多？在疾病的整个预防、诊疗、随访的流程中，我们忽略了什么？

2020 年的第 7 次人口普查，我国人口共 141 178 万人。这意味着，任何一种疾病，哪怕发病率很低，其患者数量也是巨大的。何况，我国医疗水平地区之间发展还很不平衡，医院之间发展也很不平衡，患者大多有去"更好的医院"看病的习惯。然而，高水平医院的专家们每天忙于临床、教学、科研等繁重工作，能挂上号、看上病的患者数量终究是有限的。

还有一个重要原因就是，大众对医学知识缺乏，而专家忙于繁重的临床工作，无暇开展科普教育。在越来越忙碌中我们忽略

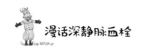

了"疾病的科普与预防"!

特别是随着我国快速步入深度老龄化社会后，人均寿命达到了 78 岁，已接近发达国家水平，然而健康寿命却低于发达国家 10 年！这意味着，大量的老年人在生命的最后 10 年生活质量堪忧。每天吃着各种药物、经常就医住院，甚至需要长期卧床等，成了当下大多数老年人的日常生活写照。

如果要提高我国老年人的生活质量，那么，加强医学科普教育，就迫在眉睫！

基于以上认知，我们认为，让基层医疗工作者掌握一定的专科诊疗知识，让大众掌握一定的医学基本常识，很多疾病都可以得到有效的延缓，甚至很好的预防，从而提高大众，特别是老年人的生活质量。很自然的，我们就想到了撰写一套针对老年人的丛书，从科普教育做起，关口前移，让基层医疗工作者、让大众掌握一定的血管医学常识，更好地防治疾病，提高老年人的健康寿命，为健康中国梦的实现贡献绵薄之力。

我们之所以首选"深静脉血栓形成"这个题目，是因为它具有发病率高、发病突然、危害性大的特点，但如果加强科普、提高认识，它也是一种预防容易、诊治有效的疾病。我们以问答的模式设计了 100 个问题，其中有漫画，还辅助了一点动画，为的是让读者在轻松、愉快的氛围中接受这些医学常识。从专业角度进行科普教育，也是我们新的尝试。虽然我们查阅了大量文献、指南、专家共识，编者也多次讨论、反复修改，但内容仍可能存在不足之处；另外，本书仅作为读者了解该疾病医学知识的一个窗口，不作为有法律意义的医疗指导规范，敬请谅解！

本书从策划到出版，四经寒暑，艰辛曲折，每一点进步都来之不易。在此，感谢所有参与本书创作的专家们，感谢他们在繁忙的工作中拔冗执笔，对每一个问题都认真撰写；同时也感谢科学技术文献出版社的各位老师对本书的大力支持，对所有细节的反复校订；还要感谢所有编者的家人们，是他们始终如一、默默地支持着我们在医学的道路上不忘初心，坚守医者仁心，砥砺前行；特别要感谢我的母亲，她曾经是一名基层医生，任劳任怨，救死扶伤，在我的童年就给予了我医学的启蒙，引领我走上从医的道路；最后，还要感谢所有给予我教诲的老师和给予我支持的各界朋友们，正因为有大家的关心与帮助，才让我有信念、有动力完成本书。

最后，祝福大家：血管健康，一生平安！

2022 年 6 月　于深圳